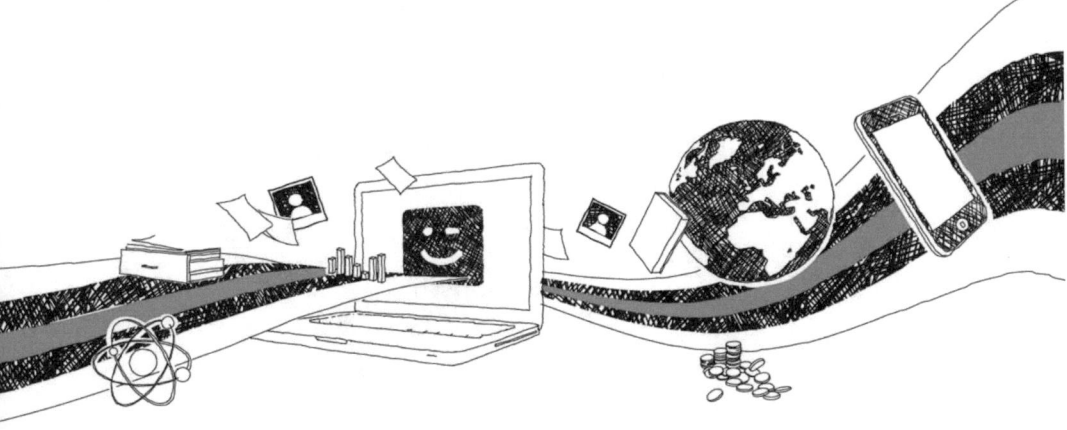
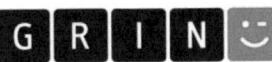

Das Schulrecht im Arbeitsbereich Pflege. Der Pflegehelfer vor seiner Zukunft

Saskia Hönsch

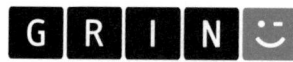

Bibliografische Information der Deutschen Nationalbibliothek:

Die Deutsche Nationalbibliothek verzeichnet diese Publikation in der Deutschen Nationalbibliografie; detaillierte bibliografische Daten sind im Internet über http://dnb.d-nb.de abrufbar.

ISBN: 9783346896575
Dieses Buch ist auch als E-Book erhältlich.

© GRIN Publishing GmbH
Trappentreustraße 1
80339 München

Druck und Bindung: Books on Demand GmbH, Norderstedt Germany
Gedruckt auf säurefreiem Papier aus verantwortungsvollen Quellen

Das Buch bei GRIN: https://www.grin.com/document/1366985

Modul
Schulrecht

Abgabedatum: 08.09.2022

Fallstudie:
Der Pflegehelfer vor seiner Zukunft

Bachelor of Arts Gesundheitspädagogik
IU Internationale Hochschule GmbH

I. Inhaltsverzeichnis

II.   Abkürzungsverzeichnis

1. Einleitung

Das Jahr 2020 wurde von der Weltgesundheitsorganisation (WHO) zu einem guten Jahr für die Pflege ausgerufen (Sirsch/Holle, 2022, S. 187-188). Demzufolge wurden von der WHO unterschiedliche Maßnahmen propagiert. Dazu gehört die Verlagerung der Ausbildung von Pflegekräften an die Universitäten, Ausweitung des Aktionsradius von Pflegekräften und deren Vorbereitung auf Führungsaufgaben in den Gesundheitssystemen. Die Erweiterung beruflicher Aufstiegsmöglichkeiten mit Verbesserung der Arbeitsbedingungen und Gehälter von Pflegekräften ist ein weiteres Ziel der WHO. Pflegekräfte sollen sich in Zukunft an Entscheidungsprozesse auf allen Ebenen der Kompetenzentwicklung und deren Umsetzung mehr beteiligen. Des Weiteren soll die Politik und Gesellschaft für den Stellenwert der Arbeit von Pflegekräften sensibilisiert werden und wirksame Personalplanungsstrategien entwickelt werden.

Der grundsätzliche Zugang zur primär akademisierten pflegerischen Ausbildung wurde mit dem neuen Pflegeberufegesetz (PflBG) geschaffen (Sirsch/Holle, 2022, S.188). Bislang wurden die Pflegeausbildungen im Altenpflegegesetz und Krankenpflegegesetz getrennt geregelt, die nun im neuen Pflegeberufegesetz zusammengeführt wurden. Da die Pflegearrangements immer komplexer werden, war diese Veränderung notwendig.

Besonders durch die Corona-Pandemie sind die Pflegeberufe im letzten Jahr in den Focus geraten, denn in den letzten Jahren hat dieses Berufsfeld an Anreiz und Ansehen verloren. Trotz der erstmals negativen Assoziationen besetzten Pflegeberufe besteht das Interesse einen sicheren Arbeitsplatz mit einer Vielzahl an Möglichkeiten der Weiterqualifizierung und Fortbildung anzunehmen.

In folgender Ausarbeitung wird Hilfe ausgewählter Fachliteratur dargestellt welche Perspektiven man als Pflegehelfender im derzeitigen System der Pflegeberufe hat. Rechtliche Möglichkeiten für verantwortungsvolle Tätigkeiten werden näher betrachtet sowie Weiterbildungsmöglichkeiten mit den damit entsprechenden Befugnissen und wie diese erworben werden können.

Für dieses komplexe Themenfeld wird ein grober Überblick auf das Wesentliche gegeben und geht nicht ins Detail. Da unzählig Literatur zur Verfügung steht erhebt diese Fallstudie nicht den Anspruch auf Vollständigkeit. Für eine bessere Lesbarkeit und Verständlichkeit wird das generische Maskulinum verwendet. Die entsprechenden Bezeichnungen beinhalten keine Wertung und gelten für alle Geschlechter und diejenigen, welche sich keinem Geschlecht zuordnen möchten.

2. Allgemeine Situation

In Deutschland wurde durch die Einführung der Gesetze für Berufe in der Kranken- und Altenpflege 2003 die einjährige Krankenpflegehelferausbildung abgeschafft (Jürgensen, 2019, S.6). Erstmals wurde damit die dreijährige Altenpflegeausbildung bundeseinheitlich geregelt. Da die Umsetzung Länder Sache ist, entstanden eine Vielzahl unübersichtlich geregelten Pflegehelfer- und Pflegeassistenzberufe. Inhaltlich und formal bestehen zum Teil erhebliche Unterschiede in den Ausbildungen. Im Jahr 2012 und 2013 wurden dann Mindestanforderungen zur Vereinheitlichung für die landesrechtlich geregelte Pflegehelfer- und Pflegeassistenzausbildungen von der GMK (Gesundheitsmenisterkonferenz) und ASMK (Arbeits- und Sozialmenisterkonferenz) beschlossen. Für weitere Vereinheitlichungen wurden Handlungsempfehlungen entwickelt.

Seit ca. 15 Jahren sind die Helferberufe nicht mehr bundesrechtlich geregelt (Jürgensen, 2019, S.7). Dennoch sind sie indirekt von den Bundesgesetzen für Pflegeberufe betroffen. Die Paragraphe 11 und 12 des PflBG legen hierfür Zugangsbedingungen und die Möglichkeiten der Anrechnung zuvor erlernter Qualifikationen fest. Somit ist es möglich nach erfolgreichem Abschluss einer Helferausbildung auch ohne mittleren Schulabschluss eine dreijährige Pflegeausbildung zu starten und diese ggf. und um ein Drittel zu verkürzen (§ 11 Abs. 1 Nr. 2b PflBG; § 12 Abs. 2 PflBG).

In der BRD war die Krankenpflegehilfeausbildung noch bis 2003 in den Bundesgesetzen für Krankenpflege verankert (Jürgensen, 2019, S.10-11). Mit Verabschiedung der neuen Gesetze 2003 war jedoch keine geregelte Helferqualifizierung auf Bundesebene mehr vorgesehen. In einigen Bundesländern noch bestehende landesrechtlich geregelte einjährige Helferausbildungen konnten jedoch nur noch in der Altenpflege beibehalten werden. Da der Bedarf an Krankenpflegehelfer immer noch Bestand hatte wurden in den folgenden 13 Jahren ab 2003 weitere Gesetze nach und nach auf länderebene erlassen. Somit ist die Krankenpflegehelferausbildung in den meisten Bundesländern wieder möglich und in allen Bundesländern können Pflegehilfe- und Pflegeassistenzberufe erlernt und ausgeübt werden. Die zahlreichen Regelungen für die zum Teil inhaltlich und strukturell sehr unterschiedlichen ein- bis zweijährigen Helferausbildungen in der Pflege sind der historischen Entwicklung der Pflegeberufe der Länderzuständigkeit für die Helfer- und Assistenzberufe in der Pflege geschuldet. Des Weiteren können je nach Bundesland drei verschiedene Ministerien – das Gesundheits-, das Kultus- und das Sozialministerium – für die Ausbildung und die Berufsausübung zuständig sein. Dies führt mittlerweile zu einem sehr heterogenen und schwer überblickbaren Bild der Helfer- und Assistenzberufe in der Pflege.

Bundesweit gültige Qualitätskriterien für die ein- bis zweijährige Pflegeausbildung festzulegen wurde aufgrund der Heterogenität und der infrage stehenden gegenseitigen Anerkennung der Berufsqualifikation über die Bundesländergrenze hinweg notwendig. Dies wurde in den Jahren 2012 und 2013 von der Gesundheitsministerkonferenz (GMK) sowie der Arbeits- und Sozialministerkonferenz (ASMK) Mindestanforderungen „für die in Länderzuständigkeit liegenden Ausbildungen zu Assistenz- und Helferberufen in der Pflege" (BAnz 2016) beschlossen. Bis zum vollständigen Inkrafttreten des PflBG entsprechend der im Bundesanzeiger im Februar 2016 veröffentlichten Bekanntmachung formulierten Eckpunkte sollen alle Helfer- und Assistenzausbildungen in der Pflege angepasst sein. Die Berufsausbildungen in der Pflege attraktiver zu gestalten und sie mit dem Ziel der gegenseitigen Anerkennung und einer Verbesserung der Aufstiegsmöglichkeiten weiterzuentwickeln werden in diesen Eckpunkten verfolgt (BAnz 2016, S. 2). Die Ausbildungen sollen somit anschlussfähig für Aus- und Weiterbildung sein.

In allen Bereichen in denen auch Pflegefachleute beschäftigt sind werden Pflegehelfer- und Pflegeassistenten tätig (Jürgensen, 2019, S.14). Entweder werden die Aufgaben in der pflegerischen Versorgung unter Anleitung durch eine Pflegefachkraft, selbstständig oder mitwirkend bzw. unterstützend wahrgenommen. Aufgaben ärztlicher Verordnung werden in Bezug auf den Grad der Selbstständigkeit, Verantwortlichkeiten und die einen hohen Schwierigkeitsgrad aufweisen bzw. in komplexen Pflegesituationen durchzuführen sind abgegrenzt. Eine selbstständige Wahrnehmung in stabilen Pflegesituationen wird von Pflegehelfer/-innen bzw. Pflegeassistent/-innen in bestimmten Interaktionen mit pflegebedürftigen Menschen unter Beachtung der Lebensgeschichte und Kultur, die grundpflegerischen Maßnahmen sowie die Alltagsunterstützung erwartet. Des Weiteren muss diese Pflege dokumentiert, in Notfallsituationen angemessen gehandelt und im Team zusammengearbeitet werden. Das Mitwirken bei der Pflegeplanung ist ein weiteres Aufgabengebiet, jedoch ist die Feststellung und Erhebung des Pflegebedarfs sowie die Gestaltung, Organisation und Steuerung des Pflegeprozesses mit dem PflBG nur den Pflegefachleuten vorbehalten (§ 4 PflBG). Ärztlich verordneter Maßnahmen sowie die Sterbebegleitung dürfen Pflegehelfer/-innen und Pflegeassistent/-innen unter Mitwirkung, Anleitung und Überwachung durch Pflegefachleute vor durchführen (Jürgensen, 2019, S.14). Die Grenzen der Aufgabenbereiche sind fließend. Je komplexer und schwieriger also eine pflegerische Tätigkeit ist, desto mehr liegt die Verantwortung bei den Pflegefachleuten, welche die Verantwortung für die Durchführung und Steuerung sowie deren Anleitung von Pflegehelfer/-innen übernehmen. Pflegehelfer/-innen tragen dem zu Folge Durchführungsverantwortung für einfache Aufgaben in stabilen Pflegesituationen. Sie unterstützen die Pflegefachleute bei komplexeren Aufgaben in weniger stabilen Pflegesituationen.

Die Ausbildung kann auch verkürzt werden, wenn vorherigen Qualifikationen oder Praxiserfahrungen vorhanden sind (Jürgensen, 2019, S.15). Des Weiteren soll für Auszubildende mit einer begonnenen, aber nicht abgeschlossenen, bundesrechtlich geregelten Ausbildung zur Pflegefachkraft eine Zulassung zur Abschlussprüfung („Externenprüfung") möglich gemacht werden. Dies liegt allerdings im Ermessen der Länder, ob die erfolgreich absolvierte Zwischenprüfung, die mit dem PflBG eingeführt wird, einem Abschluss in einem Helfer- bzw. Assistenzberuf in der Pflege gleichzusetzen ist. „Den Ländern wird es so ermöglicht, die bis dahin erworbenen Fähigkeiten im Rahmen einer Pflegehelfer- oder Assistenz Ausbildung anzuerkennen" (BMG/BMFSFJ o. J.).

3. Die Delegation an Pflegehelfende

Der MDK prüft die Delegation an Pflegehelfern (Biederbeck, 2017). Zum einen welche Aufgaben und Verantwortungsbereiche in der Stellenbeschreibung geregelt sind. Für diese Regelungen Nachweise und entsprechende Qualifikationen durch Anleitung und Fortbildung. Zum anderen die Einhaltung des Rahmenvertrages, Richtline Häusliche Krankenpflege und Anforderungen aus der Gebührenvereinbarung. Tätigkeiten oder Aufgaben der Grund- und Behandlungspflege, welche ausschließlich auf Pflegefachpersonen vorbehalten sind, werden in pflegerelevanten Gesetzen auf Bundes- und Landesebene nicht konkret festgehalten. Des Weiteren gib es keine gesetzlichen Regelungen zur Übertragung von Pflegetätigkeiten auf Pflegehelfer ohne staatlich anerkannte Ausbildung. Lediglich von „Kraft für die häusliche Krankenpflege" ist im SGB V §37 Abs. 4 die Rede. Laut dem SGB V kann jede Tätigkeit oder Aufgabe aus dem Bereich Grundpflege, Behandlungspflege, Betreuung und Hauswirtschaft in Form von Fortbildung oder Einarbeitung an qualifizierte Pflegehelfenden übertragen werden. Dies ist jedoch Ländersache und gilt nicht überall gleich. Dafür müssen folgende Anforderungen erfüllt werden: Für die Aufgabe die zu über nehmen ist muss der/die Pflegehelfende nach einem Schulung- und Einarbeitungskonzeptes von einer Pflegefachperson theoretisch und praktisch mit Nachweis geschult werden. Nach fachlichem Ermessen stellt der Zustand des Patienten/in und die Maßnahme bei korrekter Handlung kein Risiko dar. Eine Dokumentation und Einarbeitung bei dem zu pflegenden Patienten/in ist unabdingbar. Die Pflegeplanung wird weiterhin von einer Pflegefachperson durchgeführt. Eine ununterbrochene Erreichbarkeit der Pflegefachperson für den Pflegehelfenden ist unabdingbar. Eine regelmäßige Überprüfung des Pflegehelfenden mit entsprechender Dokumentation z.B. in Form einer Pflegevisite muss durchgeführt werden. Als letzte Anforderung muss die Fähigkeit vorhanden sein im Falle von Komplikationen Notfallmaßnahmen durchführen zu können.

4. Pflegehelende mit Zusatzqualifikation nach §132/132a SGB V

Pflegehelfer mit Zusatzqualifikation nach § 132/132a SGB V (§ 43b SGB XI) haben erweiterten Kenntnisse, Fähigkeiten und Fertigkeiten, die zur selbständigen und eigenverantwortlichen Betreuung einschließlich der Begleitung, Beratung und Pflege von erheblich eingeschränkter Alltagskompetenten Personen nach § 45a Abs.1SGB XI erforderlich sind (Deutsches Bildungszentrum, 2016). Insbesondere umfasst dies zum einen Personen mit erheblich eingeschränkter Alltagskompetenz nach § 45a Abs.1SGB XI, wozu Hirnleistungsstörungen und psychische Erkrankungen sowie Intelligenzminderung zählen, zu betreuen. Für eine adäquate Versorgung, Betreuung und Pflege bedarf es sozialversicherungspflichtig Beschäftigten Pflegepersonals (Richtlinien des Spitzenverbandes GKV), welche Qualitäten, Fertigkeiten und Kompetenzen mitbringt, die individuell in ambulanten Pflegediensten, Altenheimen und sozialen Einrichtungen in Richtlinien getreu des Leitbildes niedergeschrieben sind. Die Ausarbeitung und Durchführung von Pflegekonzepten speziell für alte und demenzerkrankte Menschen sowie die Sicherstellung der Hauswirtschaftlichen und Ernährungstechnischen Betreuung.

5. Präsenzkraft nach § 43b, 53c SGB XI

In der stationären Altenhilfe nimmt seit Jahren die Anzahl von Präsenzkräften zu (Rester/Stellwag/Seeberger, 2008, 18-26). Es ist eine Herausforderung in der Pflege, Betreuung und Versorgung in der stationären Altenhilfe älteren Menschen gerecht zu werden. Betrieben werden diese Hilfen in Form von Hausgemeinschafts- und Wohngruppenkonzepten wo bewohnerorientierte aktivierende Alltags- und Lebensweltgestaltung in den Mittelpunkt gerückt werden. Diese neuen Herausforderungen in der personellen Organisation benötigt im neuen Tätigkeitsfeld Bezugspersonen zu etablieren. Formal kommen hierfür niedrig qualifizierte Personen zum Einsatz wie z.B. Langzeitarbeitslose. In diesem Bereich werden ältere Menschen neben Pflegepersonen von Präsenzkräften betreut. Diese Präsenzkräfte bilden eine Schnittstelle zwischen Therapie, Pflege und Hauswirtschaft und sind dort für die Alltagsgestaltung verantwortlich. Vielfältige Kenntnisse im Bereich Pflege, Hauswirtschaft und Betreuung sind hier erforderlich. Um der besonderen Verantwortung im Pflege- und Heimalltag gerecht werden zu können sind Lebenserfahrung, persönliche und soziale Kompetenzen notwendig. Da je nach Arbeitsstätte unterschiedliche Anforderungen an Präsenzkräften gestellt werden etablieren sich derzeit in Deutschland verschiedene Fort- und Weiterbildungsmöglichkeiten. Jedoch gibt es derzeit kein einheitliches Tätigkeitsprofil und demzufolge unterscheidet sich dies je nach Schwerpunktsetzung in den unterschiedlichen Einrichtungskonzeptionen der verschiedenen Berufsgruppen Pflege, Hauswirtschaft sowie sozialpädagogische Bereiche. Differenzierte Weiterbildungsmodule müssen unter Berücksichtigung vorhandener beruflicher

Qualifizierungen und konzeptionelle Ausrichtung einer Einrichtung erarbeitet und empfohlen werden. Da die Konzepte einer Hausgemeinschaft von Wohngruppen unterschiedlich sind gibt es für die Präsenzkraft auch unterschiedliche Anforderungen und Tätigkeiten. Pflegerische und hauswirtschaftliche Aufgaben werden in Wohngruppenkonzepten der jeweiligen Berufsgruppe vorbehalten. Dies bedeutet, dass Präsenzkräfte nicht pflegerisch tätig werden. Für eine ideale Personalqualifikation gibt es in bestimmten Wohngruppenkonzepten „Geprüfte Fachhauswirtschafterin".

In Einrichtungen der vollstationären Altenhilfe mit einer Beschreibung nach einem Hausgemeinschaftskonzept werden hauptsächlich Präsenzkräfte beschäftigt. Sie übernehmen Verantwortung in der Alltagsgestaltung. Sie ist Tagsüber anwesend und gestalten sowie organisieren den Alltag der Älteren Menschen. Präsenzkräfte werden zu keinem direkten Bereich wie Pflege, Hauswirtschaft, soziale Betreuung oder Therapie zugeordnet und wird als Hilfsberuf unterschiedlich aufgefasst. Es werden keine Pflegeverantwortungen übernommen und keine steuernden Funktionen erfüllt. Dennoch sollten sie pflegerische Grundkenntnisse besitzen. Auch müssen Sozialpflegerische Aspekte und Grundkenntnisse zur Alltagsbegleitung von Menschen mit Demenz zwingend Berücksichtigung finden. Da bei fast allen Einrichtungen eine pflegerische Grundausbildung als Einstiegsqualifikation verlangt wird werden nur wenig Präsenzkräfte beschäftigt. Dies bedeutet, dass Pflegefachpersonen bestimmte Tätigkeiten einer Präsenzkraft mit übernehmen. Für eine Präsenzkraft sollte das Weiterbildungsangebot berufsbegleitend oder berufsintegrierend angeboten werden. Es gibt die Möglichkeit eine Zusatzqualifikation für demenzkranke Patienten zu erwerben. Die Aufgabengebiete einer Präsenzkraft liegen im Alltagsmanagement, Religiöse Betreuung, Wellness, Grundpflege, Behandlungspflege, Rehabilitation und Gebäude Management. Derzeit gibt es leider keine weiteren Schlussfolgerungen in Bezug auf Art, Umfang und Inhalt einer Weiterbildung für Präsenzkräfte. Zugangsvoraussetzung für die Weiterbildung als Präsenzkraft ist eine einjährige Berufsausbildung der Hauswirtschaft oder Pflege. Des Weiteren werden auch andere pädagogische oder sozialpflegerische Grundausbildungen akzeptiert. Ohne Ausbildung werden Personen nicht zugelassen. Die Dauer dieser Weiterbildung sollte mindestens zehn Wochen und höchstens sechs Monate betragen. Um als Präsenzkraft Palliativ tätig zu werden ist nicht vorgesehen, da es kein eigenständiges Modul hierfür gibt. Auch eigenständige Weiterbildungsangebote hierzu gibt es nur wenig. Denn diese werden meist nur für Führungspersonen und Fachkräften angeboten, denn hier werden medizinisch- pflegerische Kenntnisse vermittelt.

Je nach fachlicher Ausrichtung der Weiterbildung (allgemein, für Demenzpatienten, für psychisch kranke Personen oder als Haushaltshilfe) ergeben sich folgende mögliche Inhalte:

Grundlagen der Pflege: Körperpflege und Hygiene, Grundkenntnisse über geriatrische Krankheitsbilder, Pflege bettlägeriger Menschen, Hauswirtschaft/Küche, Wäsche und Kleiderpflege, Reinigung und Pflege von Wohn- und Sanitärräumen, Ernährung für unterschiedliche Altersgruppen, Sozialpädagogik, Grundlagen des Spiels, Beschäftigung auf der Grundlage des biografischen Ansatzes, Gedächtnistraining, Kommunikation, Sterbebegleitung (Pflegestudium, 2022).

6. Ergänzende Ausbildung

Im Bereich der Pflege gibt es unterschiedliche Qualifikationsniveaus (Bensch, 2018, S.46-47). Von Helfern bis zu Pflegefachpersonen mit Masterabschluss. Dieser Sektor erstreckt sich vom Krankenhaus bis hin zur Langzeitpflege. Nach Abschluss der einjährigen Pflege Helfer Ausbildung ist es in einigen Bundesländern möglich in eine verkürzte aus zwei Jahren bestehenden Krankenpflege bzw. Altenpflegeausbildung einzusteigen und somit Helfern mit Lebens- und Berufserfahrungen den Weg in die Fachausbildung zu erleichtern. Dieser Sprung vom Helfer zum Pfleger bzw. in die Pflegeausbildung wird jedoch häufig unterschätzt. Denn beide Ausbildungen haben unterschiedliche Ausbildungsziele. Bei einer Pflegehelferausbildung bekommt man stetig Unterstützung wohin gegen in der Pflegeausbildung Selbstständigkeit und Eigenverantwortung vorausgesetzt wird. Eigenständig Entscheiden und Handeln sowie selbstständiges Denken sind Kennzeichen einer Pflegefachperson. Demzufolge werden diese Kernkompetenzen von Beginn an entwickelt. Bei der einjährigen Helferausbildung ist die Ausrichtung eher auf das Mitwirken beschränkt. Sie müssen „Normzustände" kennen und erkennen und Grenzen eines Handlungsauftrages rechtzeitig wahrnehmen und entsprechend Fachpersonen hinzuziehen. Ob dieser Übergang erfolgreich gelingt, ist von persönlichen Fertig- und Fähigkeiten abhängig und nicht unbedingt von zuvor erreichter Grade. Berufliche Vorerfahrungen und gute Konfliktfähigkeit können den Einstieg in eine Höherqualifizierung erleichtern. Dennoch wird nicht jede Person mit Berufserfahrungen eine Kompetente Pflegefachperson.

Im Pflegeberufegesetz (PflBG) regelt eine Zwischenprüfung am Ende des zweiten Ausbildungsjahres (Bensch, 2018, 47-48). Laut Kabinettentwurf seiner Ausbildungs- und Prüfungsverordnung (PflAPrV) ist dies nicht staatlich. Es bietet die Möglichkeit festgelegte Kompetenzen im Rahmen der Pflegehelferausbildung anzuerkennen. Somit ist es möglich als examinierter Pflegehelfer zu Beginn des zweiten Ausbildungsjahres einzusteigen. Ein jahr später mit dem Bestehen der Zwischenprüfung besteht die Möglichkeit zu einer zweijährig examinierten Pflegehelfer/in aufzusteigen. Dies ist allerdings länderabhängig. Zur einjährigen Pflegehelferausbildung sind die meisten Landesverordnungen stark an den Inhalt orientiert. Hierfür befinden sich in der Anlage 1 der PflAPrV Formulierungen der Kompetenzen. Steigt ein Pflegehelfer/in in die Pflegeausbildung im zweiten Ausbildungsjahr ein lernt sie die verantwortliche

Übernahme von Aufgaben im Rahmen des Pflegeprozessen, wo sie zuvor nur mithelfen durfte. Den anderen Teilnehmern einer Pflegeausbildung werden für diesen Prozess zwei Jahre (generalistische) Lernzeit ermöglicht. Des Weiteren dürfen durch Landesrecht geregelte zweijährig examinierte Pflegehelfende nach PflBG im Pflegeprozess mehr Handlungsspielraum zugestanden werden als nur das Mitwirken und somit können ärztliche Anordnungen im Kontext der Pflege eigenständig durchgeführt werden.

Auf landesrechtlicher Ebene kommt die einjährige Pflegehilfeausbildung, nach zwei Jahren Pflegeausbildung und bestandener Zwischenprüfung die Pflegeassistenz und anschließend die Pflegefachfrau nach dreijähriger Ausbildung. Nach mindestens drei Jahren Studium kann der Pflegebachelor erworben werden (Bensch, 2018, 48-49). Dieses durchdachten Ausbildungskonzepte erscheinen dringend notwendig. Es bedingt jedoch noch der curriculären Umsetzung auf Länder- und Arbeitgeberebene.

7. Möglichkeiten im Bereich der Pflege zu studieren

Weitere Berufs- und Karrierechancen werden durch ein Studium eröffnet z.B. Pflege-, Gesundheits- oder Medizinpädagogik, Bachelorabschluss im Studienfach Pflegemanagement oder Fachwirt im Gesundheits- und Sozialwesen (Bundesagentur für Arbeit, 2022a). Auch ohne schulische Hochschulzugangsberechtigung ist ein Studium unter bestimmten Voraussetzungen möglich. Hierfür kann man sich bei der Bundesagentur für Arbeit oder direkt bei Hochschulen wie die IU Internationale Hochschule informieren welche Anpassungsweiterbildungen unter welchen Voraussetzungen möglich sind.

Pflege kann in diversen Formen mit verschiedener Schwerpunktsetzung auf unterschiedlichem Niveau studiert werden (Friesacher, 2014, S. 34-44). Der überwiegende Teil bisheriger Studienangebote konzentriert sich bisher auf Leitungs-, Lehr- und wissenschaftliche Tätigkeiten. Durch die aktuell eingerichtete Form des dualen Studienganges als Akademisierung ist das Handlungsfeld der eigentlichen Pflege möglich. Jedoch wird dadurch die Entwicklung der Pflegewissenschaft wieder gebremst. Empfohlen ist dem zu Folge eine enge Interaktion von Fachhochschule und Universität. Pflegebezogene Studiengänge haben sich primär auf die Felder des Managements und Lehrbildung der Pflege seit Beginn der 1990er-Jahre fokussiert. Diese Studiengänge sind sowohl an Universitäten als auch an Fachhochschulen angesiedelt. Mit Schwerpunkt Management sind die Studiengänge bisher „nur" an Fachhochschulen zu finden. Die drei Bereiche Lehren, Leiten und Forschen sind dadurch gekennzeichnet bewohner- bzw. patientenferne Aufgabenbereiche zu qualifizieren. Für die direkte Pflege befähigt der duale Studiengang akademisch auszubilden und für die Pflegepraxis zu qualifizieren. Neben der klassischen Orientierung auf Bachelor Niveau gibt es eine Reihe von Masterstudiengängen, welcher neben dem Lehren, Leiten und Forschen auch klinische Aufgabenbereiche abdeckt. Dies sind dann Pflegespezialisten, welche vertiefende Aufgabenbereiche wie Beratung, Schulung, Anleitung und Prozesssteuerung sowie Schmerz- und Wundmanagement abdecken. Für einen Master ist ein Bachelorabschluss Voraussetzung. Promotionen im Bereich der Pflege existieren in Deutschland bisher nur wenige. Das Promovieren ist an allen Universitäten möglich und steht Master-Absolventen der Fachhochschule zur Verfügung. Die erweiterten Aufgaben in der Pflege und Studienmöglichkeiten im Bereich von klinischen Pflegeexperten müssen noch weiter kritisch diskutiert werden unter professionstheoretischer Perspektive. Eine Orientierung an den originären patienten- bzw. bewohnernahen Tätigkeiten ist für ein optimales Studienprogramm unabdingbar. Sowohl von finanziellen Erwägungen als auch von äußeren Einflüssen und den internen Diskussionen hängen weitere Entwicklungen einer professionellen Pflegepraxis und der Pflegewissenschaft ab.

Dieser Veränderungsbedarf in den Gesundheitsfachberufen allgemein und in den Pflegeberufen besteht zum einen auf Grund des demografischen Wandels und somit einhergehende epidemiologische Veränderungen (Steigerung der Zahl an chronischen Erkrankungen und Pflegebedürftigkeit) und zum anderen der Anspruchserhöhung der Versorgungsqualität seitens der Nutzer (Kälble, 2013, S. 1127-1133). Des Weiteren kommt der Medizinische Fortschritt hinzu und damit verbundene neue Möglichkeiten in der Diagnostik, Therapie Prävention und Rehabilitation. Dadurch wird die Komplexität des Versorgungsauftrages erhöht. Finanzielle Ressourcen und der Anspruch auf eine effiziente sowie effektive Gesundheitsversorgung erfordert eine neue Aufgabenteilung. Somit müssen Tätigkeitsbereiche näher ausdifferenziert werden. Die Gesundheitsversorgung muss stärker kooperativ organisiert werden. Arbeitsaufgaben werden komplexer und neu entwickelt was zur Folge hat, dass sich Wissensanforderungen erhöhen. Gefolgt von neuen Qualifikationserfordernissen, die im Rahmen der Ausbildung anzupassen sind. Die politische Verantwortung liegt auf der Länderebene für die Ausbildungen.

Der Qualifizierungsmix innerhalb des Pflegewesens ist groß. Ergänzend zur Pflegeausbildung wurde mit dem Pflegeberufegesetz die Grundlage geschaffen eine primärqualifizierte hochschulische Pflegeausbildung absolvieren zu können, um so für die unmittelbare Pflege von Menschen aller Altersstufen qualifiziert zu werden (Bayrisches Staatsministerium für Gesundheit und Pflege, 2021, S.47). Das Ziel wissenschaftsbasierte Pflege zu studieren, besteht darin für die Tätigkeiten an zu pflegenden Menschen aller Altersstufen befähigt zu werden. Studierende sollen vermittelt bekommen wie selbstständige, umfassende und prozessorientierte Pflege von Menschen aller Altersstufen in akut und dauerhaft stationären sowie ambulanten Pflegesituationen durchgeführt wird. Des Weiteren gehört auch die Vermittlung erforderlicher personaler und fachlicher Kompetenzen auf wissenschaftlicher Grundlage und

Methodik dazu. Das Studium befähigt dazu hochkomplexe Pflegeprozesse auf Grundlage wissenschaftsbasierter oder wissenschaftsorientierter Entscheidungen steuern und gestalten zu können. Vertieftes Wissen über Grundlagen der Pflegewissenschaft anwenden zu können und Mitgestaltung der Weiterentwicklung der pflegerischen und gesundheitlichen Versorgung. Kompetenzen zur forschungsgestützten Problemlösung und Übertragung neuer Technologien in das berufliche Handeln zählen genauso dazu wie die Erschließung von Forschungsgebieten der professionellen Pflege auf dem neusten Stand der gesicherten Erkenntnisse. Bezugsbezogene Fort- und Weiterbildungen sollen erkannt werden. Für die Verbesserung im eigenen beruflichen Handlungsfeld sollen wissenschaftsbasierte innovative Lösungsansätze implementiert werden. Die Fähigkeit kritisch reflexiv und analytisch Auseinandersetzungen mit praktischem und theoretischem Wissen gehört ebenfalls dazu. Auch werden Kompetenzen entwickelt die zur Mitwirkung an Entwicklungen von Qualitätsmanagementkonzepten, Leitlinien und Expertenstandards befähigen. Orientiert an den landesrechtlichen Regelungen zum Hochschulzugang orientiert sich der Zugang zum Pflegestudium (Bayrisches Staatsministerium für Gesundheit und Pflege, 2021, S. 49). Somit können gleichwertige Leistungen auf das Pflegestudium angerechnet werden. Mit erfolgreich abgeschlossener Pflegeausbildung kann man das Pflegestudium höchstens um die Hälfte verkürzen (Art. 63 Abs. 2 Satz BayHSchG).

8. Fazit

In den vorher gehenden Abschnitten wurden die Ergebnisse, geleitet von der Frage welche Weiterbildungsmöglichkeiten Pflegehelfenden im derzeitigen System bestehen, abgeleitet. Welche rechtlichen Möglichkeiten geboten werden und welche verantwortungsvollen Tätigkeiten   ausgeübt werden können wird dargestellt. Mit viel Fleiß und Ehrgeiz ist es möglich als Pflegehelfende einen Masterabschluss zu erlangen, ohne zuvor ein Abitur gemacht zu haben. Es wird deutlich, wie komplex dieses Thema ist und das noch nicht alle Ziele in Bezug auf Ausbildung, Verbesserung der Arbeitsbedingungen, die Entwicklung wirksamer Personalplanungsstrategien sowie die Sensibilisierung von Gesellschaft und Politik für den Stellenwert der Arbeit von Pflegekräften   erreicht wurden. Da Pflegefachpersonen nach wie vor von Nöten sind hat die Pflege nach wie vor einen hohen Stellenwert. Akademische und fachschulische Ausbildungen sind nicht miteinander vergleichbar und daher auch sehr komplex bei den jeweiligen Zugangsvoraussetzungen und den anschließenden Möglichkeiten in der jeweiligen Tätigkeit, die ermöglicht werden.

I. Literaturverzeichnis

Bayrisches Staatsministerium für Gesundheit und Pflege. (2021). Ausbildungsleitfaden zur generalistischen Pflegeausbildung ab 2020. Herausforderungen und Chancen – dem fachkräftemangel mit einem neuen, zeitgemäßen Berufsbild begegnen.

Bensch, S. (2018). Grade- und Skill-Mix (Teil2): Funktioniert Pflege als Add-On-Ausbildung?. Pflegepädagogik, Jg. 71 Heft 10, 46-49

Biederbeck, M. (2017). Qualifikationsanforderungen unterlaufen?: Was Sie bei der Delegation an Pflegehelfer/innen beachten müssen. DBfK Ambulant. Informationsblatt für Pflegedienste und Freiberufler, 2017(01)

Bundesagentur für Arbeit (2022a). Gesundheits- und Krankenpflegehelfer/in. Anpassungsweiterbildung. https://berufenet.arbeitsagentur.de/berufenet/faces/index;BERUFENETJSES-SIONID=xecSA-1vDWUrfn4ZL3vBTLWUxtlZkv1hp3wf1gwoLaL8yVSJwj0o!-57384603?path=null/kurzbeschreibung/aufstiegsweiterbildung&dkz=30192

Bundesministerium für Gesundheit (BMG)/Bundesministerium für Familie, Senioren, Frauen und Jugend (BMFSFJ), (O.J.). Fragen und Antworten zum Pflegeberufegesetz. O. J. URL: https://www.bmfsfj.de/blob/77268/21edf78ebd06fce31862dc7becacbd97/faqs-pflegeberufsgesetz-data.pdf

Bundesanzeiger (BAnz) AT (2016). Bekanntmachung der von der 89. Arbeits- und Sozialministerkonferenz 2012 und der 86. Gesundheitsministerkonferenz 2013 als Mindestanforderungen beschlossenen „Eckpunkte für die in Länderzuständigkeit liegenden Ausbildungen zu Assistenz- und Helferberufen in der Pflege" vom 29. Januar 2016

Deutsches Bildungszentrum (2016). Pflegehelfer mit Zusatzqualifikation nach §132/132a SGB V. http://deutsches-bildungszentrum.de/pflegehelfer-mit-zusatzqualifikation-nach-%C2%A7132132a-sgb-v-und-87b-sgb-xi-2

Friesacher, H. (2014). Studienmöglichkeiten in der Pflege. 34-44. https://ur.booksc.me/book/46664028/562d5f

Jürgensen, A. (2019). Pflegehilfe und Pflegeassistenz. Ein Überblick über die landesrechtlichen Regelungen für die Ausbildung und den Beruf. Verlag Barbara Budrich GmbH.

Kälble, K. (2013). Der Akademisierungsprozess der Pflege. Eine Zwischenbilanz im Kontext aktueller Entwicklungen und Herausforderungen. AHPGS Akkreditierung gGmbH. Springer Verlag

Pflegestudium (2022). Weiterbildung: Assistenz und Betreuung durch Pflegehelfer. https://www.pflegestudium.de/weiterbildung/assistenz/

Rester, D., Stellwag, C., Seeberger, B. (2008). Weiterbildungsmodule für Präsenzkräfte in der statiren Altenhilfe: Eine Untersuchung über Anforderungsprofile und Qualifizierungsbedarf von Präsenzkräften in stationären Pflegeeinrichtungen. HeilberufeSCIENCE. 18-26

Sirsch, E., Holle, D. (2022). Corona und die Pflege: Denkanstöße-Die Corona-Krise und Danach (Hrsg), *Eine Pflegewissenschaftliche Perspektive auf die Covid-19-Pandemie im Fokus der Akutpflege.* Springer Fachmedien.

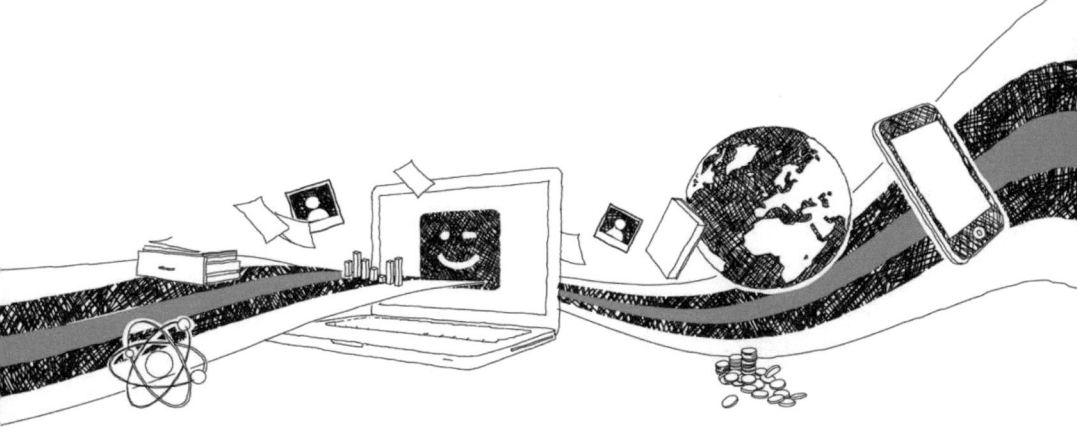
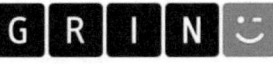